Docteur Casimir FRAYSSE

Contribution à l'Étude

DU

DÉLIRE A DEUX

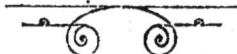

TOULOUSE

Imp. **MARQUÉS** & Cie

Boulevard de Strasbourg, 22 et 24

—

1903

ıd

Docteur Casimir FRAYSSE

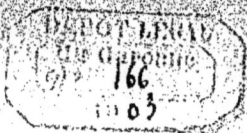

Contribution à l'Étude

DU

DÉLIRE A DEUX

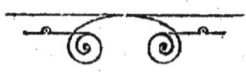

TOULOUSE

Imp. **MARQUÉS & Cⁱᵉ**

Boulevard de Strasbourg, 22 et 24

—

1908

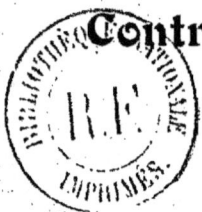

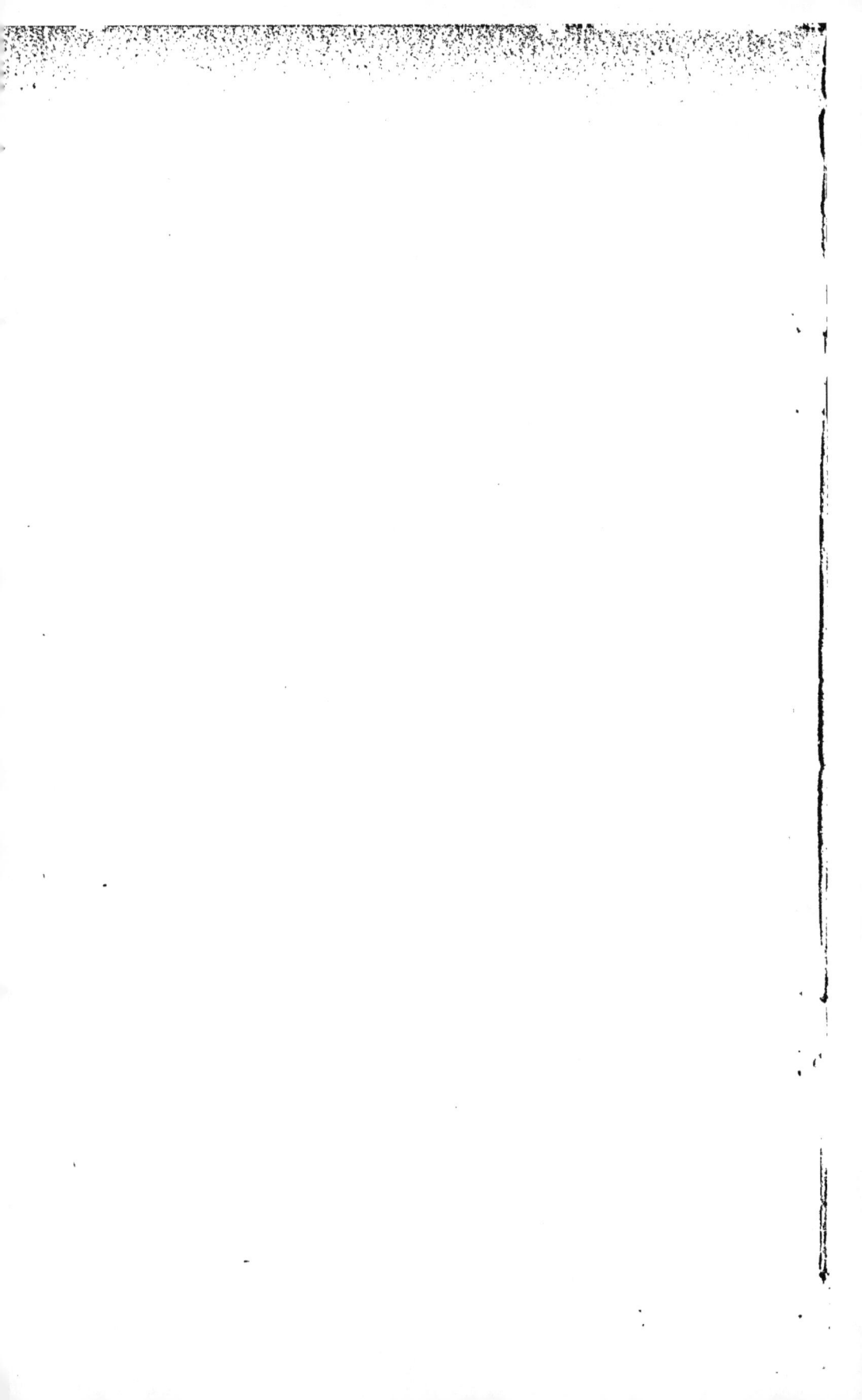

A LA MÉMOIRE DE MON PÈRE

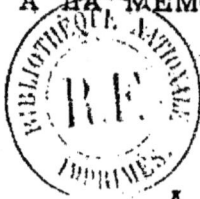

———

A MA MÈRE

———

A MA TANTE

———

A MON FRÈRE

———

A MES SŒURS

INTRODUCTION

La folie à deux est constituée par un délire similaire, absolument identique, s'observant à la fois chez deux sujets vivant dans un contact intime et prolongé.

Exposer brièvement les diverses influences auxquelles on peut attribuer la manifestation de cette psychose, faire son histoire, la suivre dans sa marche et ses terminaisons, établir son traitement et tirer quelques conclusions, tel sera l'objet de ce modeste travail.

Nous n'ignorons pas que, pour être traitée d'une manière complète, cette question exigerait des connaissances plus étendues et plus d'expérience que nous n'en pouvons avoir. Aussi, n'avons-nous pas la prétention de vouloir combler les lacunes que peut encore présenter ce sujet ; trop heureux si, en nous inspirant des travaux faits jusqu'à ce jour, nous parvenons à nous rendre intéressant en mettant un peu de clarté dans la question.

Avant d'aller plus loin, qu'il nous soit permis de témoigner, ici, toute notre reconnaissance à M. le professeur Rémond, pour les renseignements qu'il nous a donnés ; nous tenons aussi à le remercier d'avoir bien voulu accepter la présidence de notre thèse.

HISTORIQUE

Le délire à deux, considéré comme une forme morbide spéciale, est de date toute récente dans la pathologie mentale.

Baillarger le premier, en 1860, dans la *Gazette des Hôpitaux*, rapporte quatre observations de délire similaire de plusieurs individus de la même famille. On trouve déjà, dans ce travail, l'expression de folie communiquée, proposée et employée dans la suite par Lasègue et Falret, Legrand du Saulle et Marandon de Montyel.

Moreau (de Tours)[1] et Dragon[2] avaient publié quelques rares exemples de délire analogue chez deux individus, sans attacher grande importance à des faits de cette nature.

Dans sa thèse inaugurale, parue en 1868[3],

(1) Moreau. — La Psychologie morbide, p. 127.

(2) Dragon. — *Archives cliniques des maladies mentales et nerveuses*, t. I, p. 29.

(3) Maret. — Du délire des persécutions. Thèse de Paris 1868.

Maret signale le « délire en partie double, délire de persécution qu'on rencontre chez des époux ayant longtemps vécu ensemble dans les mêmes tourments de l'esprit »,

Lasègue et Falret [1] et Legrand du Saulle [2] traitèrent la question presque simultanément et à un point de vue complètement analogue.

En 1880, Régis [3] place la question sur un terrain nouveau et traite surtout de la folie simultanée.

En 1894, Arnaud [4] et Marandon de Montyel [5], reprenant la question, en éclaircissent divers points et en font avancer l'étude, le premier en discutant les diverses formes cliniques de délire à deux et le second en étudiant les diverses conditions propres au développement de la contagion mentale morbide.

Citons encore Ball [6] et Chpolyanski [7] en France.

(1) Lasègue et Falret. — La folie à deux, *Ann. méd. psych.*, novembre 1877.

(2) Legrand du Saulle. — Le délire des persécutions, chap. VI.

(3) Régis. — Thèse de Paris, 1880.

(4) Arnaud. — La folie à deux et ses formes cliniques. *Arch. de neurologie*, t. XXVII, p. 43.

(5) Marandon de Montyel. — Des conditions de la contagion mentale morbide. *Ann. méd. psych.*, p. 266 et 487.

(6) Ball. — *Clinique des maladies mentales*. Art. Folie à deux, 1890.

(7) Chpolyanski. — Thèse de Paris, 1885.

Nolan[1] en Angleterre, Kræner[2] et Schænfeldt[3] en Allemagne, et enfin MM. Guiard et Clérambault[4] dont les conclusions ont placé le sujet au point où il est aujourd'hui.

(1) Nolan. — *The Journal of mental science*, avril 1889.

(2) Kræner. — *All. Musch. f. Psychiat.*, XLVI, 5,

(3) Schænfeldt. — *Archives f. psychiol.*, XXXI, 1.

(4) Guiard et Clérambault. — Contributions à l'étude de la folie communiquée et simultanée. *Archiv. de Neurol.*, p. 289, octob. 1902.

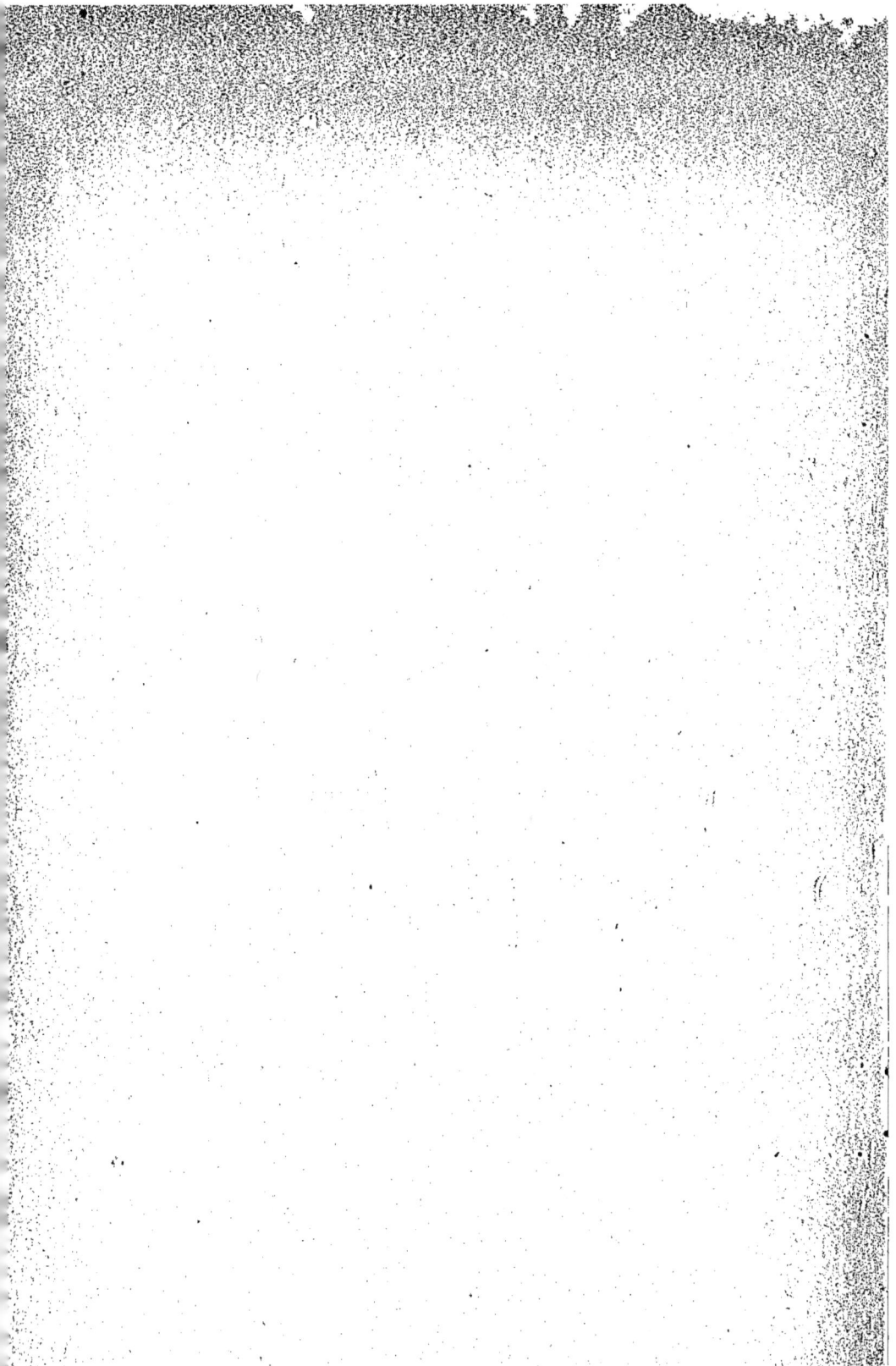

Etiologie et Pathogénie

Nous allons essayer de résumer les diverses conditions qui nous ont paru les plus favorables au développement du délire à deux.

Pour nous faciliter cette tâche, nous avons puisé aux travaux de Lasègue et Falret et surtout de Marandon de Montyel. Une simple analyse des conditions propres à favoriser le développement et la réception de la contagion mentale morbide, tel sera l'objet de ce chapitre.

Et d'abord :

1º DE L'INFLUENCE DE L'AGE SUR LA TRANSMISSION MENTALE MORBIDE.

Les enfants et les vieillards seraient fortement représentés parmi les contaminés : ce qui tiendrait à la débilité mentale des extrêmes périodes de la vie et à l'état de dépendance passive qui en résulte. Les chiffres de Marandon de Montyel, qui observa 53 malades dont il connaissait l'âge exact, ne confirment pas du tout l'opinion admise, surtout relativement au grand nombre d'enfants que la contagion mentale atteindrait.

Résultats relevés par Marandon de Montyel sur les 53 malades atteints :

De 10 à 15 ans,.............	3 soit	6 p. 100.
20 à 25	14 —	26 —
25 à 30	7 —	13 —
30 à 40	7 —	13 —
40 à 50	7 —	13 —
50 à 60	8 —	6 —
60 à 70	9 —	17 —
plus de 70	3 —	6 —

2° INFLUENCE DU SEXE

L'opinion courante veut que les femmes soient beaucoup plus sensibles que les hommes à la contagion mentale pathologique aussi bien que physiologique. D'après Marandon de Montyel, la contagion serait double. Sur 55 observations, la contagion mentale s'opère surtout de femme à femme et de femme à homme. La contagion d'homme à femme ne serait pas, elle non plus, très fréquente, quoique moins rare que d'homme à homme.

Sur 72 sujets contaminés, voici le tableau :

Femme par femme.......:	35 soit 48 p. 100.
Homme par femme	24 — 34 —
Femme par homme......	10 — 14 —
Homme par homme......	3 — 4 —

3° CONDITIONS REGARDÉES COMME INDISPENSABLES PAR LA PLUPART DES AUTEURS.

Laségue, dans une de ses conclusions sur la folie à deux, s'exprime ainsi : « La cohabitation d'un individu faible avec un aliéné, constante, sans rémissions, comme sans réticences, la participation aux mêmes craintes, sollicitée par des événements, dont une portion n'est pas sans attaches avec la réalité, ménagent la transition entre la raison défaillante et le délire ».

Ce qui revient à dire :

a) *Nécessité d'une longue vie commune aussi intime que possible.*

Pour que la conversion soit complète, il faut un entraînement sans répit, qui ne laisse pas de temps pour se reprendre. Tel est en effet le plus souvent le cas des délirants à deux. Les relations ont été toujours étroites et longtemps prolongées. Presque toujours le second malade a été mêlé au début de la maladie et en a parcouru les phases successives. Luttant d'abord, se défendant de moins en moins, enfin prenant fait et cause pour des conceptions qu'il s'est lentement assimilées. Cette dégradation est évidente dans toutes les observations, et elle est d'autant plus manifeste qu'on a pu pénétrer plus avant dans l'évolution intime de la maladie. Une fois le contrat tacite qui va lier les deux malades à peu près conclu, il importe non seulement d'examiner l'influence de l'aliéné sur le supposé sain d'esprit, mais encore de rechercher l'action inverse du raisonnant sur le délirant. Il résulte de leur assidue collaboration une telle homogénéité dans le dire des malades qu'il faut souvent un long temps doublé d'une active recherche pour discerner le délirant primitif du secondaire.

b) *Ascendant habituel du malade sur le sain d'esprit.*

C'est-à-dire que le passif soit d'une intelligence faible, mieux disposé à la docilité passive qu'à l'émancipation.

Voici comment s'exprime Chpolianski à ce sujet : « L'aliéné ou le personnage actif dans ce drame pathologique est plus ou moins intelligent, le passif c'est la cire molle qui garde l'empreinte qu'on y dépose. C'est graduellement peu à peu, de longue main que cette cire atteint le degré de souplesse nécessaire pour se mouler sans difficulté sur le visage ou plutôt sur le cerveau de l'aliéné et lui ressembler complètement dans toutes ses difformités comme un véritable moule ».

c) *Action incessante de l'aliéné sur son compagnon sain d'esprit pour l'amener à partager ses conceptions délirantes et ses troubles sensoriels.*

Ceci est surtout vrai pour certains sujets qui résistent avec énergie, jugeant maladives les idées qu'on cherche à leur transmettre et défendant leur raison avec acharnement. D'autres, au contraire, entrent d'emblée dans la manière de voir de l'aliéné : au premier coup, ils deviennent ses associés ; longtemps avant d'être malades, ils sont déjà croyants. Pour ceux-ci, une action incessante sur leur esprit n'est peut-être pas indispensable, ils ne demandent qu'à s'assimiler le mal qu'on leur offre : aussi une impression morbide modérée leur suffit-elle pour verser dans la folie.

Avec les premiers, au contraire, c'est un véritable siège de leur intelligence qui est nécessaire. Avec de tels malades, on comprend non seulement l'importance, mais encore la nécessité d'une action continue qui, par une série d'impressions identiques sans cesse renouvelées, arrivera à ébranler peu à peu la résistance opposée et à modifier les dispositions psychiques antérieures dans le sens du délire.

d) *Vraisemblance du délire.*

Pour Marandon de Montyel, cette quatrième particularité n'est nullement absolue, mais dépend avant tout des circonstances individuelles. L'organisation mentale du sujet passif joue là un rôle prépondérant. Telle idée, repoussée par l'un comme ridicule, semblera fondée aux yeux d'un autre, et telle assertion qu'un ignorant juge digne de toute créance, semblera déraisonnable à une personne cultivée.

« Les délires qui côtoient la vérité ont d'autant plus de chance d'acquiescement, qu'ils s'accommodent mieux à un sentiment, ou, comme auraient dit les théologiens, maîtres en casuistique morale, qu'ils flattent davantage une concupiscence humaine. » Il faut que le délire se maintienne dans les limites du possible, qu'il repose sur des faits survenus dans le passé ou sur des craintes et des espérances conçues pour l'avenir.

4° LA FAMILLE OU LE MILIEU FAMILIAL EST UNE CONDITION REGARDÉE COMME INDISPENSABLE A LA PRODUCTION DU DÉLIRE A DEUX.

D'après Marandon de Montyel, de tous les

(1) Lasègue. — *Etudes médicales*, 1884, t. I, p. 724.

contaminés connus, les seuls qui n'étaient pas
des parents des malades, se trouvaient être à
leur service et comme tels faisaient partie de la
maison.

5° L'Hérédité

Peut être invoquée comme cause prédispo-
sante lorsqu'il s'agit de deux personnes appar-
tenant à la même famille, comme la mère et la
fille, les deux sœurs, le frère et la sœur, etc.
Mais cette cause ne peut plus être invoquée
dans les cas où il n'existe entre les deux aliénés aucun lien de parenté, par exemple lorsque
la maladie se produit entre le mari et la femme.

6° La misère, maladies, intoxications.

La misère étant un facteur vigoureux d'épui-
sement place l'intelligence du taré en imminence
de délire. « La folie à deux est surtout le lot
des malheureux et des affamés. »

On comprend que deux infortunés ruinés par
les privations seront dans des conditions excep-
tionnellement favorables pour fabriquer en
commun un délire de persécution et de gran-

(1) Marandon de Montyel. — Des conditions de la contagion mentale morbide. *Ann. méd. psych.*, 1894, page 483.

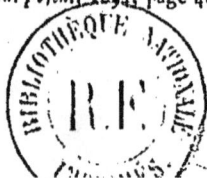

deur, ou pour considérer comme vrai un délire
de ce genre enfanté isolément par les deux.

La misère n'est pas l'unique facteur d'épuise-
ment de l'organisme : toutes les maladies, toutes
les intoxications, tous les vices débilitants, tous
les excès sont eux aussi aptes à ruiner les
forces de résistance et par suite à ouvrir gran-
des les portes à la contagion morbide. Tel est ce
cas dans lequel un fils, qui soigne sa mère,
résiste tout d'abord un temps assez long, puis
prend une fièvre gastrique et alors cède à l'influence contagieuse.

7° LES CHOCS D'ORIGINE PSYCHIQUE OU PHYSIQUE

Constituent un groupe de conditions favorables à la contagion mentale morbide par développement de la prédisposition mentale.

Deux exemples des plus démonstratifs à cet
égard suffiront pour montrer quelle peut être
l'influence des chocs en cette matière.

Un homme vivait avec sa femme et ses deux
filles ; la plus jeune, atteinte de délire systéma-
tisé, contamine l'aînée, mais les efforts de toutes
les deux ne parviennent à entamer ni le père

(1) Marandon de Montyel. — Des conditions de la contagion mentale morbide, page 485.

ni la mère, qui jugent sainement les conceptions
délirantes de leurs enfants. La mère meurt et
le coup accable le père qui ne tarde pas à être
aussi halluciné et aussi délirant que ses deux
filles.

Autre cas : Une jeune maniaque mord violem-
ment à la lèvre sa sœur aînée qui la soigne.
Celle-ci en reste toute saisie et le lendemain est
atteinte de manie analogue.

8° Signalons comme non douteuse :

L'INFLUENCE DE LA PUBERTÉ, DE LA MENSTRUATION,
   DE LA GROSSESSE, DE L'ACCOUCHEMENT, DE LA
   LACTATION ET DE LA MÉNOPAUSE.

Ces divers états physiologiques se retrouvent
très souvent en cause dans les observations de
délire à deux. En voici un cas, d'autant plus intéressant, qu'au dire de l'auteur la prédisposition
nerveuse était pour ainsi dire nulle. De deux
sœurs, l'aînée, un soir, devint tout à coup folle,
éperdue, toute en larmes, elle accusait des soldats
qui avaient logé dans la maison de l'avoir ensorcelée et réclamait à grands cris le secours de la
religion, courant çà et là comme une forcenée et
cherchant à se tuer ; ce même soir, la cadette était
au début de ses règles ; elle se montra très em-
pressée à soigner la malade et ne la quitta

qu'après avoir tout tenté pour la ramener à la raison. Mais, à peine couchée, elle se sentit de son côté envahie par une angoisse insurmontable et, une heure après, elle était convaincue d'avoir été elle aussi ensorcelée par les militaires.

Avant de terminer ce chapitre, nous signalerons un article de Van Deventer[1] dans lequel il conclut à l'importance dans l'espèce de l'organisation du cerveau, tares prédispositions connues qui permettent de dire qu'il y a folie par « identité de construction, par uniformité du plan psychique, » L'auteur fait aussi jouer un grand rôle à la suggestion chez les sujets prédisposés naturellement tout en déclarant qu'il est rare d'observer l'équivalence complète du degré de psychoses transmises. Il fait aussi la part du traumatisme psychique, de l'émotivité qui frappe simultanément dans un milieu donné (folie endémique ou épidémique).

---

(1) Van Deventer. — Etiologie et Pathogénie de la folie à deux ou en commun. Centralb. f. Nervenheilk. N. F. IV, 1893.

Statistique.

———

Il nous paraît intéressant de rapporter ici la statistique fournie par Marandon de Montyel[1]. Cet aliéniste, en compulsant les auteurs français et étrangers, a réuni 55 cas de communication de folie d'un aliéné à des sains d'esprit. Ces 55 cas comprennent 72 contaminés qui se répartissent :

1° Quant à leurs antécédents héréditaires,

Hérédité confirmée.................	62
douteuse..................	10
	72

2° Quant à leurs attaches consanguines ou sociales avec l'aliéné,

Frères ou sœurs....................	28
Ascendants ou descendants..........	28
Epoux...........................	11
Amants et maîtresses..............	2
Domestiques......................	3
	72

———

(1) Marandon de Montyel. — *Ann. méd. psy.*, 1er volume, p, 250.

Cette statistique prouve mieux que tous les rai-
sonnements combien grande est l'influence com-
binée de l'hérédité vésanique et de l'intimité familiale dans la production du délire à deux, sous ses
diverses formes.

Diverses formes cliniques de délire
à deux.

Marandon de Montyel, dans un rapport paru en 1894 sur les diverses formes cliniques de la folie à deux, envisage trois ordres de faits parfaitement distincts :

1º La folie imposée : correspond au type Lasègue-Falret, dans laquelle un seul aliéné, sujet actif, impose son délire à un être intellectuellement et moralement plus faible qui l'accepte passivement ;

2º La folie simultanée : type Régis, dans laquelle deux prédisposés, placés dans les mêmes conditions, délirent en même temps sous des influences communes. Pour Régis, cette forme constitue seule la vraie folie à deux ;

3º La folie communiquée véritable dans laquelle un aliéné communique son délire à un être qui partage sa vie et qui après une résistance plus ou moins longue devient aliéné à son tour.

Arnaud[1] élève contre cette classification une objection qui nous paraît judicieuse : « Il est toujours imprudent d'établir des types morbides inextensibles et fermés... A parler rigoureusement, le premier et le troisième de ces trois types se confondent, puisqu'ils diffèrent seulement par le degré d'intensité de la transmission chez le second malade; on observe, en effet, tous les degrés depuis l'erreur passagère jusqu'à la folie hallucinatoire persistant même après la séparation. »

Ce qui revient à dire que la folie communiquée et la folie imposée ne se distinguent que par l'intensité de la transmission et par la persistance après la séparation du délire chez le second malade.

Et si, par contre, la folie simultanée ne différait des autres formes que par une transmission plus rapide du délire, il nous serait permis d'englober sous une forme unique ces trois ordres de faits, ne variant d'ailleurs que par des degrés de résistance et d'intensité. Il en serait de même pour les cas de folie communiquée à toute une famille, les considérations que l'on peut faire sur la folie à deux étant en tous points applicables à la folie à plusieurs.

Les quelques observations que nous allons

_____

(1) Arnaud. — *Arch. de neurol.*, t. XXVII, 1894, p. 43.

reproduire, montreront la grande analogie qui existe entre ces variétés. Une observation nous est personnelle, c'est par elle que notre attention a été attirée sur ce point intéressant de la médecine mentale. Les autres empruntées aux divers auteurs, ou dues à l'obligeance d'amis s'occupant de la question, montreront sous une forme concrète ce qu'est la communication d'un état vésanique.

Nos exemples ont été choisis de façon à montrer cette affection sous ses différents degrés et ses diverses formes.

OBSERVATION I

Empruntée à M. Marandon de Montyel.

Amant et maîtresse. Vie intime datant de 24 ans. Hallucination de l'ouïe et délire des persécutions communiquées par la maîtresse à l'amant âgé de 77 ans, après deux mois d'action sur son esprit. Amélioration, rechute et mort de l'amant. Guérison de la maîtresse après une violente crise maniaque de dix mois.

Le 22 janvier 1881, entrait d'office à l'asile de Marseille, Marguerite Du..., âgée de 47 ans, célibataire, journalière. A son entrée, cette malade présentait des symptômes aigus de lypémanie anxieuse avec tendances marquées au suicide. Des bains tièdes prolongés et le chloral eurent vite raison de cet état. Peu de jours après son entrée, Marguerite Du..., plus calme, pouvait nous raconter son histoire,

3

Depuis l'âge de 33 ans, elle vivait maritalement ; elle avait toujours joui d'une bonne santé, et, jusqu'au printemps 1878, elle avait été heureuse dans son concubinage. A cette date, elle eût une discussion très vive avec la concierge qui, affirme-t-elle, devint dès lors son ennemie et entraîna toute la famille dans sa haine. Les insultes, les menaces pleuvaient dru. Elle fit part de cette situation à son amant qui ne vit là, tout d'abord, qu'une sotte querelle de voisines et engagea sa maîtresse à ne pas répondre. Peu à peu, au dire de Marguerite Du..., la situation devint intolérable ; l'amant fit, auprès de la famille du concierge, une démarche qui fut mal accueillie ; on lui répondit que sa maîtresse était folle. Il ne le crut pas ; plein de confiance dans celle qui, depuis vingt-quatre ans, lui était dévouée, il résolut de veiller pour prendre le coupable sur le fait. Durant deux mois, il ne saisit rien. Cette situation le surexcitait outre mesure. Toute la journée, les conversations de Marguerite Du... roulaient sur le même sujet : un grand danger les menace ; les gens d'en bas étaient bien capables de les empoisonner ; ils dissimulent devant lui, sans nul doute pour mieux arriver à leurs fins. Le malheureux fut pris d'une grande peur. La journée, les deux amants ne laissaient jamais la maison seule, de crainte d'être empoisonnés ; le soir, ils se barricadaient dans leur chambre.

Après deux mois de cette vie délirante, l'amant entendit comme la maîtresse. Les hallucinations se multiplièrent. La famille du concierge avait gagné à sa cause le voisinage. On les sifflait dans la rue, on leur jetait des *fions* quand ils passaient ; la nuit, on leur faisait des charivaris. Au rez-de-chaussée de la maison était un pensionnat tenu par des sœurs.

Marguerite entendit les enfants la traiter de prostituée, de fictore, damnée pour cause de concubinage. Particularité intéressante, l'amant à qui toutes les autres hallucinations de l'ouïe avaient été communiquées n'arriva jamais à entendre les injures des sœurs et de leurs pensionnaires. Pour lui, ces personnes étaient incapables d'un pareil écart de langage.

C'est là un curieux phénomène psychologique. On croirait que l'idée préconçue a suffi pour faire obstacle à l'éclosion des perversions sensorielles.

Ils vécurent ainsi deux ans. En été 1880, les troubles hallucinatoires s'accrurent chez les deux; il déposèrent une plainte à la mairie. Une enquête de la police établit qu'ils étaient simplement aliénés, et on les laissa en liberté. Le 22 janvier au matin, Marguerite Du..., qui n'avait jamais eu de paroxymes d'agitation, fut prise tout-à-coup d'une vive anxiété. Elle cria à l'assassin, passa par la fenêtre sur le toit, disant qu'elle se précipitait dans la rue, si on ne cessait de la tourmenter. Elle fut conduite d'urgence dans mon service.

Après avoir fourni tous ces détails, Marguerite Du... reconnaissait sa folie des derniers jours qu'elle expliquait par les manœuvres de ses ennemis, mais continuait à ajouter foi à ses hallucinations de l'ouïe et à son délire des persécutions. Relativement à son amant, elle était très claire, très explicite. Il avait toujours cru à ses récits, mais il avait eu beaucoup de peine à entendre comme elle. Il se fait vieux, ajoutait-elle, il a l'oreille dure, et d'un autre

côté, dans les premiers temps, ces gens-là le ména-
geaient.

Le dimanche suivant, je reçus la visite de M. X..., qui
avait 77 ans. Il me confirma tous les faits rapportés plus
haut. Depuis l'isolement de Marguerite Du..., les voisins le
narguaient ouvertement : « Ils ne m'insultent plus, racon-
tait-il, ils se moquent de moi, ils me disent que ce sera
bientôt mon tour. » Il affirmait que, dans sa famille, il n'y
avait aucune maladie mentale ou nerveuse. Je fus trois
semaines sans le revoir. Quand il revint, il paraissait très
souffrant. Il m'apprit, en pleurant, que la concierge avait
profité de son isolément pour l'empoisonner; depuis
quinze jours, il était miné par la diarrhée. J'entrepris son
traitement moral et physique. La diarrhée cessa, les hallucinations disparurent peu à peu, et j'espérais la guérison
quand, dans le courant d'avril, Marguerite Du... fut prise
d'une violente agitation, d'une vraie crise de manie.
M. X... vit dans cette surexcitation une manœuvre de ses
ennemis. Les hallucinations ne revinrent pas alors, m'a-t-il
affirmé, mais les idées de persécution reprirent leur cours.

Il paraissait de nouveau en voie de guérison, quand les
chaleurs ramenèrent la diarrhée et les perversions sensorielles. Ce malheureux finit par mourir à l'hôpital. Quant
à Marguerite Du..., après une crise de manie aiguë qui
dura dix mois, elle guérit complètement. Elle sortit de
l'asile en mai 1882, très raisonnable et revenue de ses
accusations contre la concierge.

OBSERVATION II [1].

*Communication d'idées de persécutions d'une vieille fille
à sa nièce âgée de 8 ans.*

Deux vieilles filles ont recueilli, comme l'unique héri-
tage d'une de leurs sœurs, une petite orpheline, grêle,
pâle, âgée de 8 ans. La vie est difficile, et les ressources
au-dessous des besoins. Une des sœurs vient à mourir et
son travail manquant, l'existence est encore plus étroite ;
l'autre sœur est prise d'un délire de persécution vulgaire
à forme sénile. Les voisins se sont ligués contre elle ; des
voix l'injurient ; des bruits auxquels elle attribue un sens
menaçant se produisent. L'aliénation avance par un progrès
lent ; au bout de quatre années, elle a pris de telles pro-
portions que les habitants de la maison s'inquiètent. L'en-
fant qui sort à peine pour les commissions urgentes, tandis
que sa tante refuse de quitter sa chambre où elle s'enferme,
est questionnée. On apprend d'elle que de méchantes gens
ont essayé de l'empoisonner, ainsi que sa tante ; toutes
deux ont éprouvé de graves accidents ; des ennemis sont
entrés pendant la nuit pour l'arracher à la protection de sa
parente ; à toutes les questions, elle répond avec la lucidité
des enfants que la cohabitation des vieillards a mûris
avant le temps. Ces assertions sont d'autant plus plausi-
bles qu'elles représentent la folie de la malade absente,
atténuée, émondée par la nièce qui n'est pas une aliénée.

(1) Extrait du mémoire de MM. Lasègue et Falret.

OBSERVATION III

Due à l'obligeance de notre ami M. Bonnet, interne à l'asile
de Brenty.

Deux frères vivant ensemble. Délire des persécutions.
L'aîné est un taciturne, un violent, un impulsif; il aime
la solitude. Quand il revient du travail, il s'arrête, sans
motif, au milieu des champs; dans cette position, il
réfléchit sans proférer une parole. Parfois, au contraire,
il parle seul, en gesticulant.

Intimement uni avec son frère plus jeune que lui de
cinq ans et sur lequel il a un ascendant énorme.

Questionné par son frère, il lui confie qu'ils sont envi-
ronnés d'ennemis cachés qui leur veulent du mal. Ils
courent le risque d'être empoisonnés. Cette idée arrive à
obséder le jeune qui devient à son tour inquiet, taciturne.
Les deux frères cherchent à s'isoler; le soir, quand ils
rentrent du travail, ils se barricadent dans leur maison.
Ils ne s'alimentent presque plus craignant que les aliments
ne soient empoisonnés. A la fin, ils ne travaillent plus et
restent continuellement enfermés chez eux. Un soir, ils
mettent le feu à leur maison et parcourent le village en
criant qu'ils viennent de se débarrasser d'un ennemi qui
les obsédait.

On les amène à l'asile de Brenty où ils racontent cette
histoire : « Il y avait dans leur maison un énorme papillon
qui secouait ses ailes recouvertes de vert-de-gris au dessus
de tous leurs aliments; ne pouvant se débarrasser de cet
ennemi, ils avaient décidé de mettre le feu à leur maison

pour le détruire. Ils ne manifestent aucun regret de l'acte qu'ils ont commis. On les met en observation.

Ils s'entretiennent continuellement de leurs idées délirantes, ne se séparent jamais, cherchent à s'isoler des autres malades pour causer plus facilement. Comme ils parlent toute la nuit, on les fait coucher dans deux cellules contiguës ; ils continuent à se crier leurs impressions. On les met alors dans deux quartiers différents. A la suite de cette mesure, le délire du plus jeune s'atténue peu à peu. Trois mois après, il ne présente plus aucune idée délirante. Il reste encore à l'asile environ un an ; on l'emploie aux écritures ; puis il obtient sa sortie sur sa demande. Depuis cette époque (1889), il vit chez lui et n'a jamais donné aucun signe d'aliénation mentale.

Quant à l'aîné, son délire ne s'est plus atténué. Hallucinations de l'ouïe et de la vue. Pyromanie ; sa suprême jouissance consiste à regarder le feu. Cherche par tous les moyens à s'en procurer. Ne présente plus d'idées d'empoisonnement.

OBSERVATION IV

Prise en commun avec notre ami Vignères, interne à l'asile de Braqueville.

Antoinette X..., 44 ans, ménagère. Instruction moyenne, santé habituellement bonne. Excès alcooliques (absinthe). Excès génésiques. Chagrins domestiques, mari mort il y a trois ans. Un frère aliéné.

Antoinette X... donnait déjà depuis longtemps des signes certains de troubles cérébraux caractérisés par des hallucinations de la vue et de l'ouïe, interprétations fausses, idées mystiques incohérentes. Elle croit à la métempsychose et s'entretient fréquemment sur ce sujet avec son fils Jean, âgé de 18 ans, qui habite seul avec elle. Son mari est mort depuis trois ans, elle croit le reconnaître dans la plupart des chemineaux qui passent devant son habitation[1]. « En « mars 1902, cette idée prend plus de consistance. Un « chemineau, âgé d'une cinquantaine d'années, vient frap- « per à sa porte et demander l'aumône. Comme il avait « quelques points de ressemblance avec le défunt, elle « croit que le voyageur était le représentant de l'être dis- « paru, le vrai propriétaire de son âme. Le fils Jean lui- « même ne tarde pas à partager l'opinion de sa mère. On « recueille le chemineau et on l'entoure de tous les soins, « de toutes sortes d'égards et de caresses. La mère et le « fils l'embrassent avec effusion. On l'installe dans l'habi- « tation en le priant d'abandonner la vie nomade pour « remplacer l'autorité du mari et du père, du défunt dont « il est la suprême émanation. »

Le chemineau, en bon philosophe, accepta le rôle qu'on lui imposait, et le nouveau ménage vivait heureux lorsque les parents de Mⁿᵉ X... intervinrent pour faire cesser cette singulière promiscuité. Les deux hallucinés avaient d'ail- leurs épuisé toutes leurs ressources. Le chemineau invité par le commissaire de police à quitter les lieux, ne s'exé- cuta qu'à regret au grand désespoir de Mᵐᵉ X... et de son fils. La mère, prise d'un violent accès d'excitation, menaçait avec un couteau les personnes qui voulaient s'approcher

(1) *La Dépêche,* 20 mai 1902.

d'elle. On parvint néanmoins à la désarmer et à l'isoler dans une chambre jusqu'au moment de son transfert à l'asile.

A son arrivée à Braqueville, on constate de l'excitation maniaque avec hallucinations de la vue et de l'ouïe, idées mystiques incohérentes, idée de satisfaction et de grandeur.

Depuis l'internement de la malade, son état n'a guère changé. Quelques périodes de calme pendant lesquelles les idées délirantes avec hallucinations de la vue et de l'ouïe persistent toujours.

Passons maintenant à l'observation du fils.

Jean X... âgé de 19 ans. Instruction au-dessus de la moyenne. Débilité physique. Excès de boisson jusqu'en 1900, n'a jamais présenté de symptômes d'aliénation mentale. Vers 1901, vivant seul avec sa mère, il se convertit assez vite aux croyances de celle-ci sur la métempsychose. Ce sujet était souvent le thème de leurs entretiens, aussi lorsque Mme X... recueille le chemineau, qu'elle prend pour le détenteur de l'âme de son mari, elle n'a pas grande peine à faire partager son opinion à son fils et tous deux entourent aussitôt le nomade de tous les soins et de tous les égards dus au chef de famille. Ainsi se continuèrent les choses jusqu'au moment de l'expulsion du chemineau par la police. A ce moment, Jean fut pris, lui aussi, d'un accès d'excitation maniaque : armé d'un instrument de jardinage, il menace les passants en criant : « Il faut vaincre ou mourir. » Les réactions violentes de Jean ne semblent avoir d'autre cause que le charivari qui a été fait à sa mère et à lui au sujet de la présence chez eux d'un chemineau, que l'une a pris pour son mari ressuscité et l'autre pour son père. Il ne veut plus s'alimenter prétendant que « Dieu le lui a défendu, » Depuis son entrée à l'asile, Jean X... s'est calmé, mais il est encore sous l'empire de ses idées délirantes.

Dans les quelques entretiens qu'on lui permet d'avoir avec sa mère, la conversation roule la plupart du temps sur le sujet favori, la métempsychose et sur le chemineau qu'ils persistent à prendre l'un pour le père et l'autre pour le mari.

OBSERVATION V

Due à l'obligeance de notre ami Ducourneau, interne à l'asile d'aliénés de Pau.

Au mois d'octobre 1898, les D..., père et fils, furent expropriés de leurs biens. Parmi ceux-ci se trouvaient une scierie et une prairie attenantes, achetées par M. V..., que les expropriés ne voulurent pas abandonner. En février 1899, ils en furent expulsés par la force armée; mais quelques jours après, ils fracturèrent la porte de la maison et s'y installèrent.

Depuis lors, sur ces terres et dans cette maison ils disposèrent absolument de tout. M. V..., contre qui le fils D... proféra des menaces, adressa une plainte au procureur de la République; qui ayant des doutes sur l'intégrité des fonctions mentales des expropriés, les fit examiner par un docteur. Celui-ci conclut à leur irresponsabilité, mais comme ils n'avaient pas été déclarés dangereux, une ordonnance de non-lieu étant rendue, ils furent laissés en liberté, revinren. à le *r* propriété et s'en attribuèrent les récoltes. M. V. . les assigna de nouveau devant le tribunal, qui décida de les faire examiner par M. le Directeur de l'asile d'aliénés de Pau.

Voici résumé, le rapport de celui-ci :

Le fils D..., lorsqu'on l'interroge, se lance avec volubilité dans un récit où il n'est plus possible de l'arrêter et dont le sens est très difficile à saisir. Il dit avoir rencontré la Sainte Vierge, l'arche d'alliance qui lui ont donné tous les pouvoirs, par exemple celui de faire V... à distance, il raconta aussi qu'il est en bute aux persécutions de tout le pays, mais que la calèche, Dieu et Jésus-Christ sont avec lui.

Il parle la tête redressée, le regard inspiré, le verbe haut, avec un grande expression de sincérité ; le père l'écoute impassible.

L'examen permet de noter les particularités suivantes :

Bien qu'âgé de 47 ans, il a déjà l'aspect sénile et présente un dermographisme très prononcé et des dents très déjetées en arrière, disposées sur deux plans bien séparés. Au sommet du front, une dépression osseuse profonde à contours irréguliers du diamètre d'une pièce de vingt sous, qui aurait été produite, il y a cinq ans, par la chute d'une lourde barre de fer, dont la contusion l'aurait laissé étourdi pendant quatre ou cinq jours. Ces stigmates dystrophiques et de la sensibilité, ce traumatisme

crânien ajoutent à la confirmation d'un état de dégéné-
rescence dont témoigne d'autre part l'état mental du père.
En résumé, par ses divagations, ses hallucinations de
l'ouïe et illusions de la vue, ses idées de persécution et de
puissance surhumaine, le fils D... peut être classé parmi
les aliénés atteints de délire chronique, à forme négalo-
mystique.

Le père âgé de 75 ans a un aspect paisible, un langage
calme. Il est en admiration devant son fils, il a en lui une
foi aveugle et le croit doué d'un pouvoir surnaturel. Il
raconte que lui aussi comme son fils a vu la sainte Vierge
et une chandelle mystérieuse se diriger de son côté, etc. Il
a un accent de sincérité qui prouve qu'il est de bonne foi.

Il apparaît imbu de mysticisme et d'idées de persécution
comme son fils dont il reflète les idées morbides, mais
d'une façon rudimentaire, vague, sans reliefs. C'est un
passif irresponsable. Nous avons à faire là à un cas de
folie familiale et il est incontestable que le plus délirant
et le plus actif des deux aliénés est le fils, que le délire du
père n'est qu'un pâle reflet de celui du fils, que l'influence
intellectuelle part de ce dernier, qui fait loi autour de lui,
est cru et obéi. Par suite le délire du père serait anodin
s'il n'était pas alimenté par celui du fils.

A la suite de ce rapport, le fils fut interné à l'asile de l'au
et le père fut laissé en liberté.

OBSERVATION IV (personnelle).

Deux sœurs : Marie âgée de 38 ans, ménagère, et Eugénie
âgée de 31 ans, ménagère aussi, toutes les deux domi-
ciliées à Toulouse.

Antécédents héréditaires. — Père vit encore, se porte bien. La mère est morte cardiaque. Elle était très nerveuse, avait des crises très violentes.

Antécédents personnels. — Marie : Pas de maladies de l'enfance. Réglée à 11 ans. Accouchée à 18 ans d'une fille qui meurt 28 jours après de convulsions. Suite de couches normales, se lève 3 jours après. A 30 ans, nouvelle grossesse normale. Il y a 4 ans, elle eut l'influenza.

Mari mort il y a un an, de la tuberculose, après quatre ans de maladie.

Etat actuel. — Réflexes cornéen et pharyngien abolis. Champ visuel tellement rétréci qu'on peut conclure à néant.

Antésédents personnels. — Eugénie : N'a jamais été malade, quelques pertes blanches dans son jeune âge qui disparaissent de suite après avoir été mariée.

Etat actuel. — Réflexes cornéen et pharyngien abolis. Champ visuel : normal.

Il y a près de trois ans, le mari d'Eugénie commença à remarquer chez sa femme des signes de dérangement cérébral. J'ai remarqué, dit-il, « que ma femme perdait la raison, elle tenait des propos incohérents; j'ai voulu la faire visiter, mais elle n'a pas voulu disant que les médecins étaient payés pour l'empoisonner ». Elle accuse ensuite son mari de prendre du sucre, du vin, du café pour le porter à sa mère. Afin de se rendre compte si on tire du vin, elle met du papier dans le robinet qu'elle surveille avec beaucoup de zèle. Ce n'est pas tout ; son mari, prétend-elle, fait venir un monsieur ; à une heure de la nuit, il se lève pour le faire entrer. Elle annonce au mari qu'elle veut mettre le feu à la maison et pour cela cache dans le lit une bouteille de pétrole. L'intention de ma femme, dit le mari, était de me faire brûler pendant mon sommeil, cela parce que je faisais entrer des hommes la nuit par les fissures des murs ou par des portes secrètes.

Le lendemain Eugénie quittait son mari et allait habiter chez ses parents.

Là, rien de particulier, jusqu'au moment où sa sœur vient aussi habiter la maison pour donner des soins à la mère malade.

Marie est déjà fatiguée par les souffrances qu'elle vient d'endurer, son mari et sa petite sont morts, sa mère est malade ; elle-même est très nerveuse. Le terrain ne peut pas être plus favorable pour une contagion mentale quelconque.

La plus jeune fait part à l'aînée de ses conceptions délirantes, de ses frayeurs ; et celle-ci accepte ces idées qui deviennent bientôt siennes.

A partir de ce jour, plus de sommeil, elles sont sans cesse éveillées par du bruit qu'on fait la nuit chez les voisins pour les empêcher de dormir. On fait du bruit dans leur cuisine, on leur tape aux carreaux. On frappe avec un marteau contre la porte, des oiseaux entrent dans leur chambre la nuit par des fentes du mur et vont voltiger sur leur tête pour les empêcher de reposer.

Alors elles se lèvent la nuit en chemise, se promènent dans le jardin en poussant des cris, disant qu'on cache des hommes, qu'on vient faire la comédie chez elles pendant la nuit avec des lumières.

Un jour, Marie arrête M. L... qui passe dans la rue en disant : « Je veux vous faire sauter le melon, parce que je vous ai vu la nuit chanter dans ma chambre. » Elle interpelle un autre monsieur, qui ne veut pas s'arrêter, prévenu qu'il est et prétextant le manque de temps : Ah! vous n'avez pas le temps, s'écrie-t-elle : la nuit vous l'avez bien pour venir jouer la comédie et faire du bruit. Elle accuse L... de venir danser la nuit dans sa chambre.

Eugénie se présente un matin à 5 heures, en chemise, chez une voisine, en lui demandant où était cet homme qu'elle cachait.

Comme la bonne femme répondait qu'il n'y avait pas d'homme, la sœur aînée qui arrivait lui fit des menaces. « Elle les y passerait à tous. » Quelques jours plus tard, elle aborda la même personne en lui disant : que si elle ne lui disait pas quel était l'homme jaune qui venait chez elle la nuit, elle s'en repentirait. Elle tenait un gros pavé à la main en criant : « Si je le trouve, je le tue. »

Un autre jour, elle dit à un monsieur habitant la même maison. « Maintenant vous ne direz pas que vous n'êtes pas venu avec 30,000 chandelles cette nuit, dans ma chambre. Nous vous avons reconnu. Vous chantiez avec d'autres personnes. » Elle arrête alors un autre monsieur qui passe en lui disant d'aller faire la comédie le soir au Capitole, au lieu d'aller dans sa chambre.

Sur ces entrefaites, les deux sœurs écrivirent chacune une lettre à M. le procureur de la République contenant une foule d'incohérences et de méfaits imaginaires dont elles disaient être les victimes.

Leur père fut alors appelé devant le commissaire ; très

récalcitrant le vieux se fit d'abord tirer l'oreille, puis déclara que ses filles prétendaient entendre des personnes gratter la nuit contre le mur de leur chambre.

C'est alors que chacune d'elles fut examinée par un médecin de la ville.

Voici leurs rapports :

1° Cette malade (on parle de Marie H..., l'aînée) atteinte de troubles psychiques, peut être dangereuse pour elle-même et pour son entourage. Il y aurait lieu de la mettre en observation dans une maison de santé. Cette mesure paraît urgente.

Dr Chabaud, 12 juin 1903.

2° La dame Eugénie M... est une hystérique, atteinte de folie hystérique, se livrant à toutes sortes d'actes incohérents et devenant furieuse dans ses accès de paroxysmes survenant sans la moindre raison. Elle est donc dangereuse pour la sécurité publique et doit être isolée d'urgence, dans le service des maladies mentales, à l'hospice de la Grave.

Dr Estienny, 12 juin 1903.

Ce n'est qu'à la suite de ces deux rapports que des mesures de police furent prises, pour faire arrêter les deux sœurs et les mettre en observation à la clinique des maladies mentales où elles sont encore.

Marche, Durée, Terminaison

Comme on vient de le voir, la marche de l'affection est presque toujours la même.

Les observations se ressemblent toutes. Un aliéné, héréditaire ou non, contracte un délire de persécution. Plus instruit, plus intelligent, supérieur par son âge ou sa position sociale, il impose peu à peu ses idées délirantes au sujet passif. Celui-ci résiste d'abord, subit ensuite la pression de son congénère ; vaincu par un semblant de logique, il accepte le délire du sujet actif tout en réagissant sur lui dans une certaine mesure, pour rectifier, amender et coordonner les conceptions délirantes qui leur deviennent communes et qu'ils répètent à tout venant sous une forme identique.

Une fois constitué, le délire à deux fait de rapides progrès, les deux malades s'excitent mutuellement, se complaisent dans leurs idées délirantes, s'exilent du monde qui les persécute jusqu'au moment où devenant aliénés actifs et

4

dangereux, il est nécessaire de les interner l'un ou l'autre ou les deux à la fois.

Que se passe-t-il alors? Legrand du Saulle[1] dit : « Isolez-les, traitez-les, faites qu'ils ne se voient ni ne s'écrivent, et le premier fera toujours un pas vers l'incurabilité, alors que le second marchera résolument vers la guérison. »

Lasègue et Falret[2] s'expriment à peu près dans les mêmes termes : « L'indication thérapeutique consiste à éloigner l'un de l'autre les deux malades. Il arrive alors que l'un des deux peut guérir, surtout le second, quand il est privé du point d'appui de celui qui lui a communiqué son délire. »

La plupart du temps les choses se passent ainsi. Ce qu'il faut surtout envisager, c'est le degré de l'affection chez le sujet passif, celui qui doit être soigné, qui doit guérir. L'autre, le sujet actif, continuera probablement son délire, qui s'accentuera même parfois au moment de la séparation d'avec son congénère.

On cite pourtant des cas où le sujet passif reste aliéné et arrive même plutôt que son compère au terme ultime de toute folie prolongée, la démence. C'est ce qui arrive lorsque le contact des deux

(1) Legrand du Saulle. — Délire des persécutions, chap. VI.

(2) Lasègue et Falret. — La folie à deux, *Ann. méd. psyc.*, 1877.

malades a été longtemps intime, lorsque la séparation forcée n'est venue que très tard mettre un terme à la vie commune..

Alors, les idées délirantes sont tellement ancrées dans ce cerveau faible, elles ont tellement pris la place des idées raisonnables, que toute thérapeutique devient inutile.

Diagnostic

Rien de plus facile à diagnostiquer en général qu'un cas de folie à deux. La façon de se présenter des deux malades, le caractère de leur délire absolument identique, la forme de ce délire qui sera presque toujours le délire des persécutions, sont autant de signes qui ne permettront pas au praticien de s'égarer un seul instant. Quant à la distinction à établir entre le sujet actif et le sujet passif, elle ne sera pas toujours bien facile. Les différences intellectuelles, l'inégalité sociale, les différences d'âge et d'éducation, les commémoratifs et surtout le résultat produit par la séparation des deux malades donneront des indications suffisantes le plus souvent.

Dans les cas de folie simultanée, la simultanéité du début du délire chez les deux malades, les antécédents et surtout l'inutilité constante de la séparation suffiront pour éclairer le diagnostic.

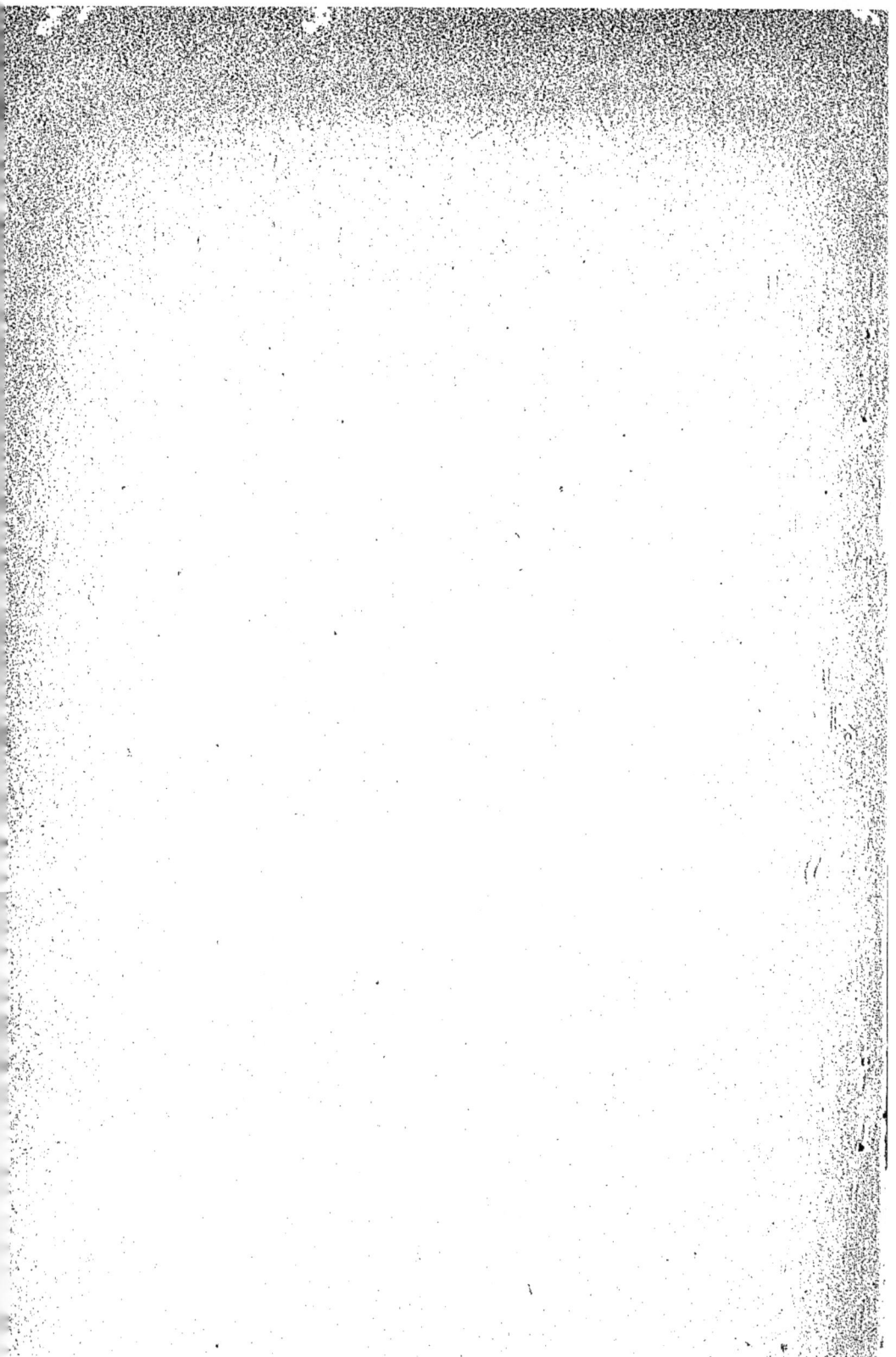

Pronostic.

Différence à établir entre le sujet actif et le sujet passif. Chez le premier, la gravité de l'affection est en rapport avec la forme du délire, l'hérédité, l'époque du début de la maladie et l'âge du malade. Le plus souvent, le pronostic est fatal, l'aliéné actif est presque toujours destiné à mourir en état de démence.

Quant à l'autre, règle générale, après quelques mois de séparation, il abandonne ses idées délirantes, reconnaît qu'il s'est laissé entraîner et revient pour toujours à la raison. Il est pourtant des cas où le délire persiste. Deux vieillards ayant vécu longtemps la même vie, sous le même toit, arrivent à s'identifier en quelque sorte, il n'y a plus ni aliéné actif ni aliéné passif et la guérison est très douteuse.

En outre, si le passif est l'héréditaire, ce qui arrive assez souvent, le pronostic deviendra beau-

coup plus sérieux. En effet, il y a bien des chances
pour que la communication des idées délirantes
d'un aliéné soit pour un névropathe le choc
attendu par son cerveau pour se déséquilibrer.

———

Traitement.

Le moyen curatif de première nécessité consiste dans l'énucléation immédiate du sujet malade de de son milieu habituel et son installation dans un milieu différent.

Pour Van Deventer[1], la thérapeutique suggestive est celle qui réussit le mieux après la séparation des sujets.

Signalons en passant le traitement cher à Krœner[2]. Cet auteur essayant la réhabilitation de la théorie de la contagion psychique, c'est-à-dire l'influence directe nocive du premier individu malade sur son camarade, conclut à l'intoxication par l'action des produits de dénutrition gazeux de l'aliéné et préconise la seule prophylaxie comme thérapeutique.

Séparer sans retard les deux congénères et les isoler, telle est la première mesure à prendre en présence d'un cas de délire à deux. Quelles que

(1) Van Deventer. — Centralbl. f. Nervecheilk N. F. 1893.
(2) Krœner. — Allg. Mitsch. f. Pschiat., XLVI — 5.

soient les mesures que l'on soit dans la nécessité d'employer vis-à-vis d'un persécuté, ces mesures seront toujours considérées comme une persécution, et nous savons, d'autre part, quel peut être pour l'aliéné passif, le danger d'une cohabitation prolongée avec l'actif.

On ne sait jamais où peut s'arrêter le délire de persécution, surtout lorsqu'il est entretenu par des excitations mutuelles sans cesse répétées.

Peut-être une fois la séparation opérée, la suggestion, lorsqu'elle sera possible dans les cas d'hystérie par exemple, donnera-t-elle de bons résultats.

Conclusions

Notre faible expérience ne nous permet pas de tirer des conclusions certaines, aussi nous bornerons-nous à rappeler ici ce qui nous a paru le plus cataractéristique dans l'étude du délire à deux.

La folie à deux présente surtout un caractère familial.

Les conditions favorables à la transmission du délire ont été énumérées, dans le chapitre traitant de l'étiologie et de la pathogénie, nous n'y reviendrons pas.

La folie à deux qu'elle soit communiquée, imposée ou simultanée, a presque toujours une marche identique. Il y a variation dans les modes mais l'aboutissant est le même.

Le sujet passif est, dans l'immense majorité des cas, un prédisposé par hérédité.

Les troubles mentaux sont en général peu durables chez le sujet passif, lorsqu'il est soustrait à l'influence de l'agent actif.

Il est toujours prudent d'interner un aliéné pour éviter la transmission possible du délire à son entourage.

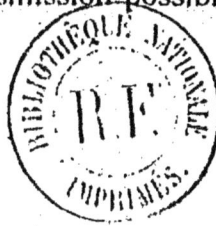

Toulouse. Imp. MARQUÈS et Cⁱᵉ, boulevard de Strasbourg, 22 et 24.

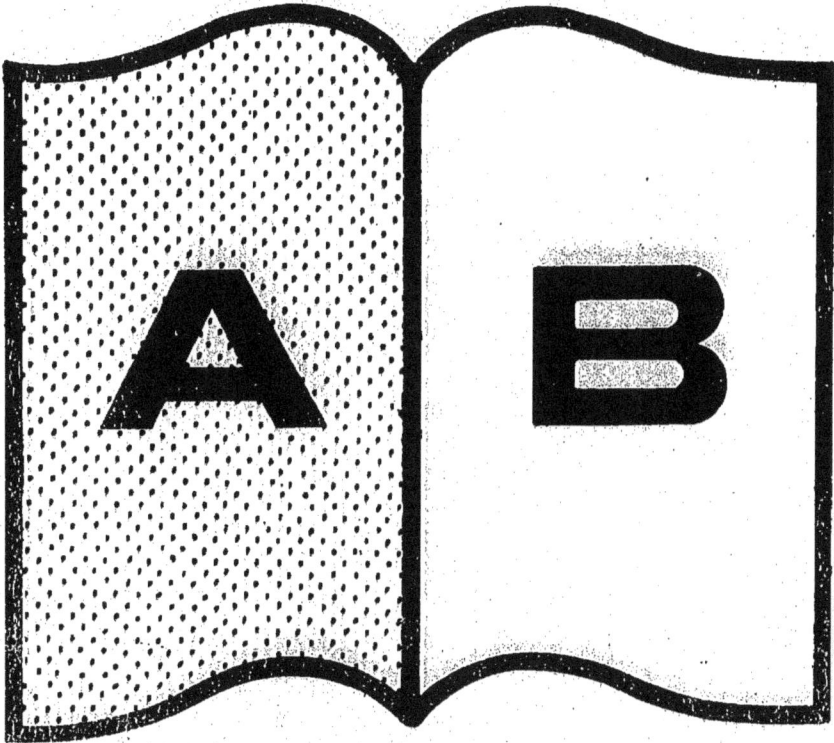

Contraste insuffisant

NF Z 43-120-14

www.ingramcontent.com/pod-product-compliance
Lightning Source LLC
Chambersburg PA
CBHW050550210326
41520CB00012B/2789